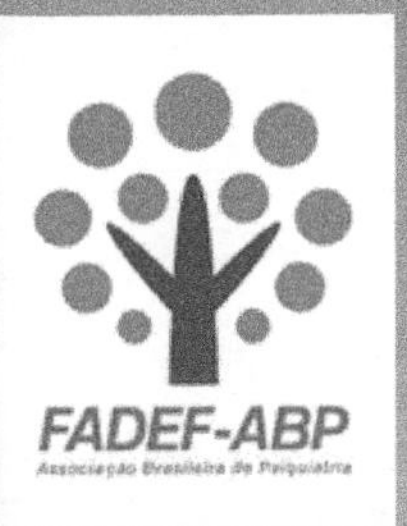

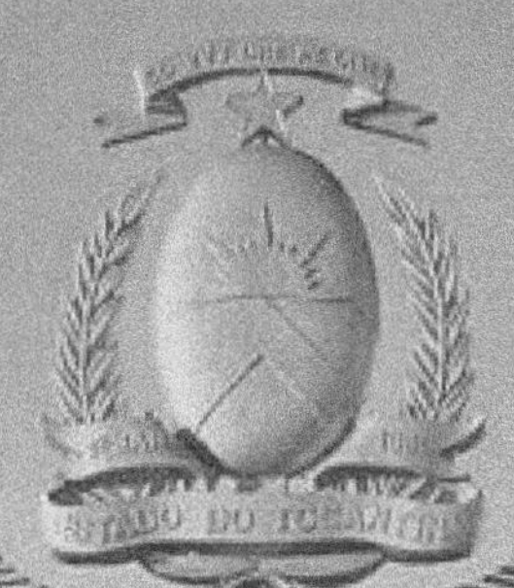

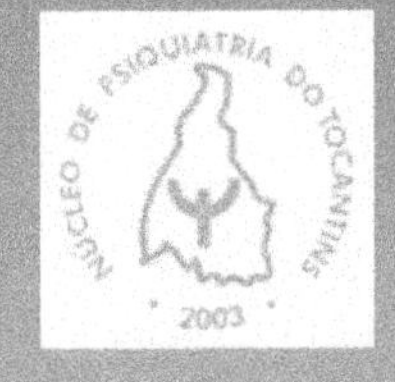

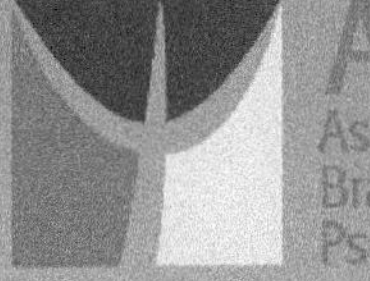

Organização Realização

Anais da XXVI Jornada ABP Centro-oeste e Jornada Tocantinense de Psiquiatria 2023

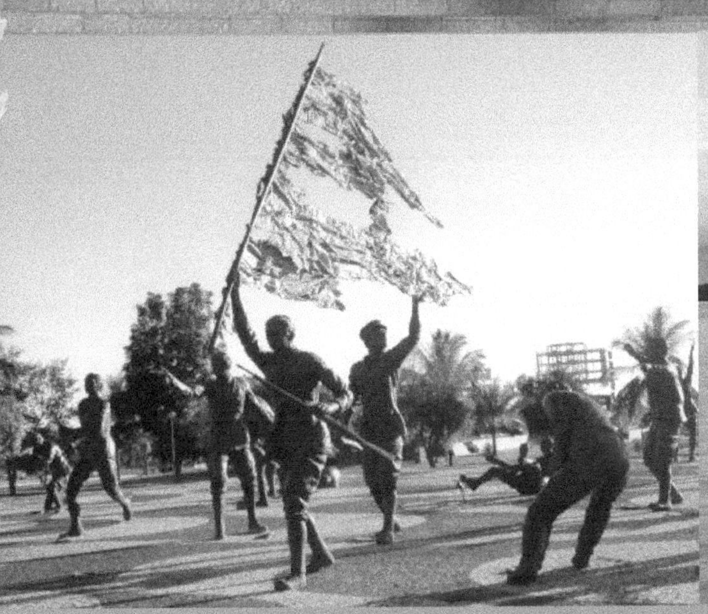

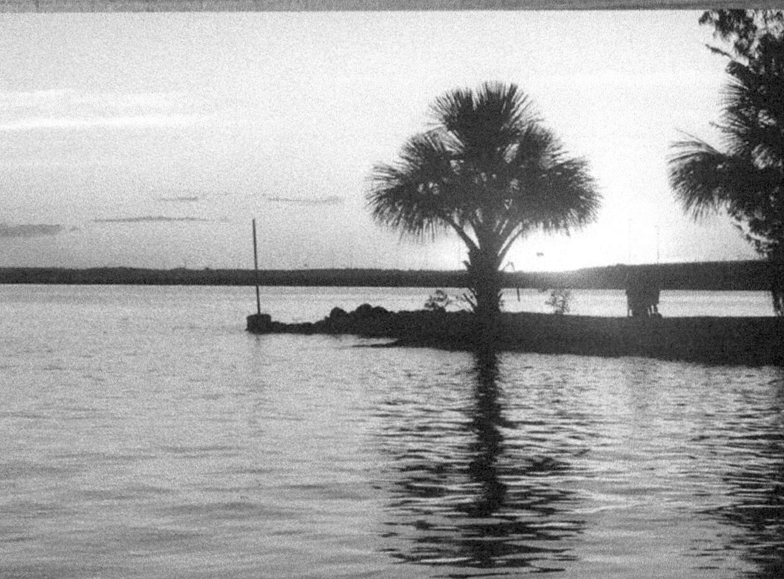

Palmas – TO – 4 e 5 de maio de 2023

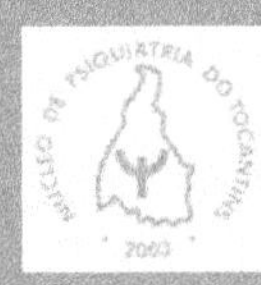

ISBN 978-65-80418-01-5

Dados Internacionais de Catalogação na Publicação (CIP)
(Câmara Brasileira do Livro, SP, Brasil)

Jornada ABP Centro-oeste e Jornada Tocantinense de Psiquiatria (26. : 4-5 maio 2023: Palmas, TO)
Anais da XXVI Jornada ABP Centro-oeste e Jornada Tocantinense de Psiquiatria 2023 / organização Leonardo Baldaçara...[et al.]. -- Palmas : Clin Saude, 2023.

Outros organizadores: Verônica da Silveira Leite, Railson Freitas, Flávio Veloso Ribeiro.
Bibliografia.
ISBN 978-65-80418-01-5

1. Congressos 2. Psiquiatria 3. Saúde mental 4. Trabalhos científicos - Coletâneas I. Baldaçara, Leonardo. II. Leite, Verônica da Silveira. III. Freitas, Railson. IV. Ribeiro, Flávio Veloso. V. Título

23-165866 CDD-616.89
NLM-WM-100

Índices para catálogo sistemático:

1. Psiquiatria : Medicina 616.89

Eliane de Freitas Leite - Bibliotecária - CRB 8/8415

2023

Núcleo de Psiquiatria do Tocantins

e-mail psiquiatriatocantins@gmail.com

Clín Saúde®

Avenida Joaquim Teotônio Segurado, 1, Espaço Médico salas 1005 e 1006

Plano Diretor Sul – Palmas – TO – CEP 77015-222

e-mail clinsaudeto@gmail.com

Impresso no Brasil

Printed in Brazil

Anais da XXVI Jornada ABP Centro-oeste e Jornada Tocantinense de Psiquiatria 2023

Editores:

Leonardo R. Baldaçara

Verônica da Silveira Leite

Railson Freitas

Flávio Veloso Ribeiro

Organização

Presidente de Honra: Antônio Geraldo da Silva – Presidente da ABP

Diretor Regional Centro-oeste da ABP: Leonardo Baldaçara

Comissão Organizadora

Coordenador: Verônica da Silveira Leite, Vice-presidente do NPT

Vice-coordenador: Wordney Carvalho Camarço

Membro: Miriam Gorender – Diretora Secretária da ABP

Membro: Railson Freitas – Diretor Tesoureiro do NPT

Comissão Científica – COCIEN

Coordenador: Leonardo Baldaçara - Diretor Regional da ABP e Presidente do NPT

Vice-coordenador: Flávio Veloso

Membro: Leonardo Caixeta – Presidente da APG

Membro: Renata Nayara S. Figueiredo – Presidente da APBr

Membro: Gislayne Budib – Presidente da ASMP

A Comissão Local – COLOC

Coordenador: Sávio Severo.

Membro: Tiago Oliveira – Vice-presidente da APG

Membro: Camila Campitelli Fernanes, NPT

Membro: Carla Moreno, NPT

Federadas e Núcleos da Região Centro-oeste da ABP

DF

Associação Psiquiátrica de Brasília - APBr

Presidente: Renata Nayara da Silva Figueiredo (2023 - 2025)

Telefone: (61) 3443-1623

Asa Sul - Brasília - DF

Site: www.apbr.com.br

E-mail: faleconosco@apbr.com.br

GO

Associação Psiquiátrica de Goiás - APG

Presidente: Leonardo Ferreira Caixeta (2023 - 2025)

Telefone: (62) 3945-1374

Setor Bueno - Goiânia - GO

Site: www.psiquiatriagoias.com.br

E-mail: psiquiatriagoias@gmail.com

MS

Associação Sul Matogrossense de Psiquiatria - ASMP

Presidente: Gislayne Budib Poleto (2022 - 2025)

Telefone: (67) 3327-4110

Jardim Veraneio - Campo Grande - MS

Site:

E-mail: especialidades@amms.com.br

MT

Associação Mato-Grossense de Psiquiatria - APMT

Presidente: Maria Fernnanda Costa Marques Carvalho (2023 - 2025)

Telefone: (65) 99911-9218

Araés - Cuiabá - MT

Site: www.psiquiatriamt.org.br

E-mail: amtpsiquiatria@gmail.com

Núcleos

TO

Núcleo de Psiquiatria do Tocantins - NPT

Presidente: Leonardo Rodrigo Baldaçara (2023 - 2025)

Telefone: (63) 3217-7288

Plano Diretor Sul - Palmas - TO

Site: www.psiquiatriatocantins.com

E-mail: psiquiatriatocantins@gmail.com

Diretoria da Associação Brasileira de Psiquiatria 2023-2025

DIRETORIA EXECUTIVA

Antônio Geraldo da Silva (DF) - Presidente

Claudio Martins (RS) - Vice-presidente

Sergio Tamai (SP) - Diretor Secretário

Fátima Vasconcellos (RJ) - Diretora Financeira

Miriam Gorender (BA) - Diretora Secretária Adjunta

José Hamilton M. Silva Filho (SE) - Diretor Financeiro Adjunto

DIRETORES REGIONAIS

NORTE TITULAR: Kleber Roberto da Silva Gonçalves de Oliveira - PA

NORDESTE TITULAR: Leonardo Francisco de Albuquerque Barbosa - RN

CENTRO-OESTE TITULAR: Leonardo Rodrigo Baldaçara - TO

CENTRO-OESTE ADJUNTA: Gislayne Budib Poleto - MS

SUDESTE TITULAR: Eduardo Birman - RJ

CONSELHO FISCAL

Titulares:

Sérgio Cutin - RS

Alexandrina Maria Augusta da Silva Meleiro - SP

Ruy Palhano Silva - MA

Suplentes:

Renée Elizabeth de Figueiredo Freire - MT

Euclides Gomes - RS

Roberta Rossi Grudtner – RS

Diretoria do Núcleo de Psiquiatria do Tocantins 2023-2025

DIRETORIA EXECUTIVA

Presidente: Leonardo R. Baldaçara

Vice-Presidente: Verônica da Silveira Leite

Diretor Secretário: Flávio Veloso Ribeiro

Diretor Tesoureiro: Railson Freitas

Diretor Secretário Adjunto: Marcos Venícios Xavier de Oliveira

Diretor financeiro adjunto: Wordney Carvalho Camarço

CONSELHO FISCAL

Conselheira Fiscal Titular: Savio Luiz Barbosa Severo

Conselheira Fiscal Titular: Carla Cintia Prado Artiaga Moreno

Conselheiro Fiscal Suplente: Camila Campitelli Fernandes

Sumário

Mensagem do Presidente de Honra

Tenho certeza de que esta edição da Jornada ABP Centro-oeste entrará para a história. Pela segunda vez no Tocantins, o último Estado da Federação a ser criado. Pela primeira vez em Palmas, a capital mais jovem do Brasil.

Essa Jornada Regional acontece No Palácio Araguaia, sede do Governo do Estado do Tocantins, na Praça dos Girassóis, onde há diversos monumentos que contam a história local.

A programação está imperdível e inovadora, com enfoque em conferências de excelente qualidade e pela primeira vez, com o Curso de Suporte em Emergências Psiquiátricas. Além disso, como sempre, a ABP valorize a produção científica e estimula os futuros pesquisadores, dando destaque a sessão de Temas Livres.

Novos horizontes precisam ser explorados. O Tocantins promete e a ABP sempre apoiará inovações.

Antônio Geraldo da Silva

Presidente da ABP

Mensagem do Diretor Regional

Pela primeira vez o Tocantins recebe uma Jornada Regional da Associação Brasileira de Psiquiatria. Um evento de grande magnitude com a participação de profissionais de diversos estados. Apesar de ser a última unidade da federação a ser criada tem apresentado crescimento acelerado nos seus 34 anos e não surpreende ser o momento propício para uma atividade científica de grande importância nacional. Assim também, foi a criação do Núcleo de Psiquiatria do Tocantins (NPT), que partiu de menos de dez associados para um crescimento em cinco vezes de seus participantes.

Esta jornada surpreendeu. Seja pela qualidade de suas atividades, como pela qualificação dos seus palestrantes e pelo recorde de público: 250 participantes. Tal cifra coloca o Tocantins e o NPT ao lado de diversos eventos nacionais dentre as diversas especialidades.

Leonardo Baldaçara

Presidente do NPT

Diretor da Regional Centro-oeste (TO, DF, GO, MT e MS) da ABP

Aspectos históricos e geográficos do Tocantins

A história do Tocantins é uma compilação acerca dos fatos históricos que culminaram com a criação do nosso Estado, em 05 de outubro de 1988.

Conhecer a História do Tocantins é muito mais do que só saber sobre a sua criação. É também buscar entendê-lo dentro do contexto da história geral do Brasil e, principalmente, nas suas particularidades, onde se configuram sua formação social, as formas de resistências e as buscas de alternativas da população diante das adversidades. Esse trabalho visa apontar caminhos para a compreensão desses fatos. Nesse sentido apresenta a construção dessa história em dois momentos: no primeiro, o leitor tem acesso a uma síntese da história econômica e social do Antigo Norte de Goiás, até a segunda metade do século XX. Num segundo momento, o texto trata especificamente dos processos históricos que culminaram com a criação do Estado do Tocantins, até a implantação da capital, Palmas.

Desbravamento da região

A colonização do Brasil se deu dentro do contexto da política mercantilista do século XVI que via no comércio a principal forma de acumulação de capital, garantido, principalmente, através da posse de colônias e de metais preciosos.

Além de desbravar, explorar e povoar novas terras os colonizadores tinham também uma justificativa ideológica: a expansão da fé cristã. "Explorava-se em nome de Deus e do lucro, como disse um mercador italiano". A preocupação em catequizar as populações encontradas foi constante.

A colônia brasileira, administrada política e economicamente pela metrópole, tinha como função fornecer produtos tropicais e/ou metais preciosos e consumir produtos metropolitanos. Portugal, então, iniciou a colonização pela costa privilegiando a cana de açúcar como principal produto de exportação.

Enquanto os colonizadores portugueses se concentravam no litoral, no século XVII ingleses, franceses e holandeses conquistavam a região norte brasileira estabelecendo colônias que servissem de base para posterior exploração do interior do Brasil. Os franceses, depois de devidamente instalados no forte de São Luís na costa maranhense, iniciam a exploração dos sertões do Tocantins. Coube a eles a descoberta do Rio Tocantins pela foz no ano de 1610 (RODRIGUES, 2001).

O rio Tocantins foi um dos caminhos para o conhecimento e exploração da região onde hoje se localiza o Estado do Tocantins. Nasce no Planalto Central de Goiás e corta, no sentido sul-norte, todo o território do atual Estado do Tocantins.

Só mais de quinze anos depois dos franceses foi que os portugueses iniciaram a colonização da região pela "decidida ação dos jesuítas". E ainda no século XVII os padres da Companhia de Jesus fundaram as aldeias missionárias da Palma (Paranã) e do Duro (Dianópolis).

Norte de Goiás

O norte de Goiás deu origem ao atual Estado do Tocantins. Segundo a historiadora Parente (1999), esta região foi interpretada sob três versões. Inicialmente, norte de Goiás foi denominativo atribuído somente à localização geográfica dentro da região das Minas dos Goyazes na época dos descobrimentos auríferos no século XVIII. Com referência ao aspecto geográfico, essa denominação perdurou por mais de dois séculos, até a divisão do Estado de Goiás, quando a região norte passa a ser o Estado do Tocantins.

Num segundo momento, com a descoberta de grandes minas na região, o norte de Goiás passou a ser conhecido como uma das áreas que mais produziam ouro na capitania. Esta constatação despertou o temor ao contrabando que acabou fomentando um arrocho fiscal maior que nas outras áreas mineradoras.

Por último, o norte de Goiás passou a ser visto, após a queda da mineração, como sinônimo de atraso econômico e involução social, gerador de um quadro de pobreza para a maior parte da população.

Essa região foi palco primeiramente de uma fase épica vivida pelos seus exploradores, "que em quinze anos abriam caminhos e estradas, vasculharam rios e montanhas, desviam correntes, desmatam regiões inteiras, rechaçaram os índios, exploram, habitam e povoam uma área imensa...." (PALACIM, Luis,1979, p.30)

Descoberto o ouro, a região passa, de acordo com a política mercantilista do século XVIII, a ser incorporada ao Brasil. O período aurífero foi brilhante, mas breve. E a decadência, quase sem transição, sujeitou a região a um estado de abandono.

Foi na economia de subsistência que a população encontrou mecanismos de resistência para se integrar economicamente ao mercado nacional. Essa integração, embora lenta, foi se concretizando baseada na produção agropecuária, que predomina até hoje e constitui a base econômica do Estado do Tocantins.

Criação do Estado do Tocantins - 1988

O ano era 1987. As lideranças souberam aproveitar o momento oportuno para mobilizar a população em torno de um projeto de existência quase secular e pelo qual lutaram muitas gerações: a autonomia política do norte goiano, já batizado Tocantins.

A Conorte apresentou à Assembleia Constituinte uma emenda popular com cerca de 80 mil assinaturas como reforço à proposta de criação do Estado. Foi criada a União Tocantinense, organização suprapartidária com o objetivo de conscientização política em toda a região norte para lutar pelo Tocantins também através de emenda popular. Com objetivo similar, nasceu o Comitê Procriação do Estado do Tocantins, que conquistou importantes adesões para a causa separatista. "O povo nortense quer o Estado do Tocantins. E o povo é o juiz supremo. Não há como contestá-lo", reconhecia o governador de Goiás na época, Henrique Santilo.

Em junho, o deputado Siqueira Campos, relator da Subcomissão dos Estados da Assembleia Nacional Constituinte, redige e entrega ao presidente da Assembleia, o deputado Ulisses Guimarães, a fusão de emendas criando o Estado do Tocantins que foi votada e aprovada no mesmo dia.

Pelo artigo 13 do Ato das Disposições Constitucionais Transitórias da Constituição, em 05 de outubro de 1988, nascia o Estado do Tocantins.

A eleição dos primeiros representantes tocantinenses foi realizada em 15 de novembro de 1988, pelo Tribunal Regional Eleitoral de Goiás, junto com as eleições dos prefeitos municipais. Além do governador e seu vice, foram escolhidos os senadores e deputados federais e estaduais.

A cidade de Miracema do Norte, localizada na região central do novo Estado, foi escolhida como capital provisória. No dia 1° de janeiro de 1989 foi instalado o Estado do Tocantins e empossados o governador, José Wilson Siqueira Campos; seu vice, Darci Martins Coelho; os senadores Moisés Abrão Neto, Carlos Patrocínio e Antônio Luiz Maya; juntamente com oito deputados federais e 24 deputados estaduais.

Ato contínuo, o governador assinou decretos criando as Secretarias de Estado e viabilizando o funcionamento dos poderes Legislativo e Judiciário e dos Tribunais de Justiça e de Contas. Foram nomeados o primeiro secretariado e os primeiros desembargadores. Também foi assinado decreto mudando o nome das cidades do novo Estado que tinham a identificação "do Norte" e passaram para "do Tocantins". Foram alterados, por exemplo, os nomes de Miracema do Norte, Paraíso do Norte e Aurora do Norte para Miracema do Tocantins, Paraíso do Tocantins e Aurora do Tocantins.

No dia 5 de outubro de 1989, foi promulgada a primeira Constituição do Estado, feita nos moldes da Constituição Federal. Foram criados mais 44 municípios além dos 79 já existentes. Atualmente, o Estado possui 139 municípios.

Foi construída, no centro geográfico do Estado, numa área de 1.024 Km2 desmembrada do município de Porto Nacional, a cidade de Palmas, para ser a sede do governo estadual. Em 1° de janeiro de 1990, foi instalada a capital.

Geografia

O estado do Tocantins está situado na região Norte do Brasil. É o mais novo dos 26 estados do país. Seus limites são os seguintes: Goiás (Sul); Piauí (Leste); Maranhão (Nordeste); Bahia (Sudeste); Pará (Noroeste) e Mato Grosso (Sudoeste). A extensão territorial do estado de Tocantins é de 277.620,9 km², divididos em 139 municípios. A capital do estado é Palmas. A estimativa da população em 2021 foi de 1607363 habitantes, ocupando a 24ª posição dentre os estados brasileiros. A densidade populacional é de 5,79 hab./km².

O relevo do Tocantins é predominantemente formado por planícies, embora sejam encontrados planaltos e depressões, principalmente na região sul do estado, com pouca variação de altitude. A maior parte do estado não ultrapassa a altitude de 500 metros, em relação ao nível do mar. O ponto mais elevado do estado tem 1340 metros de altitude, e fica na Serra das Traíras.

A vegetação predominante no estado é o Cerrado (cobre 90% do território), cujas principais características são os grandes arbustos e as árvores esparsas, de galhos retorcidos e raízes profundas. O restante do território é constituído pela floresta de transição amazônica, ao norte do estado. Nas margens dos Rios Araguaia e Tocantins são encontrados pequenos trechos de Mata Atlântica. Mais da metade do território é considerado área de preservação, com destaque para a Ilha do Bananal (maior ilha fluvial do mundo) e para o Parque estadual do Cantão, no qual os ecossistemas do Cerrado, o Pantaneiro e o Amazônico se encontram.

O clima no estado é tropical. A temperatura média é de 32°C no período de seca (de abril a setembro) e de 26°C no período de chuvas (de outubro a março). Na região norte do estado as temperaturas médias são cerca de 3°C mais altas do que na região sul.

O Tocantins é um dos estados de maior potencial hídrico do país. Seus principais rios são o Araguaia e o Tocantins. A Ilha do Bananal fica no Rio Araguaia. Outros importantes rios da região são: rio do Sono, rio Balsas Mineiro e rio Paranã.

As principais cidades do estado, além da capital Palmas, São: Araguaína, Gurupi, Porto Nacional, Paraíso do Tocantins, Araguatins, Colinas do Tocantins, Miracema do Tocantins, Tocantinópolis e Guaraí.

PARA SABER MAIS:

https://www.to.gov.br/secult/tocantins-historia/3ybh4wqwh43i

https://www.infoescola.com/geografia/geografia-do-tocantins/

Programação da XXVI Jornada ABP Centro-Oeste de Psiquiatria – Palmas (TO) - 2023

Módulo I – Quinta-Feira (04/05/2023)

8h – 9h Credenciamento e Inscrições

9h-9h30min Abertura Oficial (ABP/CFM/CRM/SIMED/SESAU/SEMUS)

9h30min – 12h Mesa Redonda Sobre Políticas em Saúde Pública

Claúdio Martins – Vice-Presidente ABP (RS)

Sérgio Tamai – Diretor Secretário ABP (SP)

Tiago Oliveira – Vice-Presidente APG (GO)

Moderador: Wordney Carvalho Camarço – Diretor Tesoureiro Suplente do NPT (TO)

12h-14h Almoço

14h-15h Conferência: Psiquiatria e Filmes

Miriam Gorender – Diretora ABP e Psicanalista

Moderadora: Carla Prado (TO)

15h-16h Conferência: Autismo

Kleber Oliveira – Diretor ABP e Psiquiatra da Infância (PA)

Moderadora: Gislayne Budip Poleto (MS)

16h-16h20 Coffee – Break

16h20min - 17h00min Conferência: Neuromodulação

Leonardo Baldaçara - Diretor Regional Centro-Oeste ABP e Presidente NPT (TO)

Moderadores: Sávio Severo – Conselheiro Fiscal do NPT (TO)

17h00min – 20h Apresentação de Temas Livres

Moderador: Railson Freitas – Diretor Tesoureiro NPT (TO)

Flávio Veloso – Diretor Secretário NPT (TO)

Módulo II – Sexta – Feira (05/05/2023)

8h-11h Apresentação de Temas Livres

Coordenação: Railson Freitas – Diretor Tesoureiro NPT (TO)

Flávio Veloso – Diretor Secretário NPT (TO)

11h-12h Conferência: A equipe de saúde tem preconceito com o doente mental?

Coordenação: Antônio Geraldo da Silva – Presidente da ABP (DF)

Moderadora: Camila Campitelli – Conselheira Fiscal do NPT (TO)

12h-14h Almoço

14h-18h SEP: Curso de Suporte em Emergências Psiquiátricas

Módulo Básico: Compreender quais são as principais emergências psiquiátricas e como conduzi-las.

Certificação:

N1: Acadêmicos e outros profissionais da saúde.

N2: Enfermeiros.

N3: Médicos.

N4: Psiquiatras.

Professores:

Leonardo Baldaçara (TO)

Wordney Carvalho Camarço (TO)

Verônica da Silveira Leite (TO)

Mesa redonda

Mesa Redonda Sobre Políticas em Saúde Pública

Claúdio Martins – Vice-Presidente ABP (RS)

Sérgio Tamai – Diretor Secretário ABP (SP)

Tiago Oliveira – Vice-Presidente APG (GO)

Moderador: Wordney Carvalho Camarço – Diretor Tesoureiro Suplente do NPT (TO)

Conferências

Conferência: Psiquiatria e Filmes

Miriam Gorender – Diretora ABP e Psicanalista

Moderadora: Carla Prado – Conselheira Fiscal do NPT (TO)

Conferência: Autismo

Kleber Oliveira – Diretor ABP e Psiquiatra da Infância (PA)

Moderadora: Gislayne Budip Poleto – Presidente da ASMP (MS)

Conferência: Neuromodulação

Leonardo Baldaçara - Diretor Regional Centro-Oeste ABP e Presidente NPT (TO)

Moderadores: Sávio Severo – Conselheiro Fiscal do NPT (TO)

Conferência: A equipe de saúde tem preconceito com o doente mental?

Coordenação: Antônio Geraldo da Silva – Presidente da ABP (DF)

Moderadora: Camila Campitelli – Conselheira Fiscal do NPT (TO)

Curso de Suporte em Emergências Psiquiátricas - Módulo Básico

Curso de Suporte em Emergências Psiquiátricas (SEP)

Módulo Básico: Compreender quais são as principais emergências psiquiátricas e como conduzi-las.

Certificação:

N1: Acadêmicos e outros profissionais da saúde.

N2: Enfermeiros.

N3: Médicos.

N4: Psiquiatras.

Professores:

Leonardo Baldaçara (TO)

Wordney Carvalho Camarço (TO)

Verônica da Silveira Leite (TO)

Temas livres

Mensagem dos coordenadores

Prezados participantes da XXVI Jornada ABP Centro-Oeste de Psiquiatria, Gostaríamos de expressar nossa sincera gratidão pelo envio dos trabalhos submetidos para apresentação de temas livres. É com grande prazer que anunciamos que a qualidade das apresentações atendeu todas as nossas expectativas, o que tornou a seleção dos trabalhos um processo difícil, mas também enriquecedor. Agradecemos a todos os participantes pela dedicação, empenho e interesse em contribuir para o evento. O sucesso da Jornada ABP Centro-Oeste de Psiquiatria é resultado do comprometimento de todos os envolvidos. Aproveito essa oportunidade para convidar todos a também se associar ao Núcleo de Psiquiatria do Tocantins e a Associação Brasileira de Psiquiatria e para convidá-los a para a próxima Jornada ABP Centro-Oeste de Psiquiatria em 2024. Mais uma vez, agradecemos a participação de todos e desejamos sucesso em suas pesquisas e atividades profissionais.

Atenciosamente,

Railson Freitas e Flávio Veloso

Coordenadores dos Temas Livres XXVI Jornada ABP Centro-Oeste de Psiquiatria

TL01: A importância do diagnóstico precoce do transtorno do espectro autista em crianças

Área temática: Infância e Adolescência

Autores: Barbara Mariana Fernandes Salvador De Oliveira, Hanne Karoline, Camila Karielle Sousa Carvalho Pinto, Barbara Barreira Carvalho, Yanna Ritha Clemente Ferreira Sousa, Gabriel Lopes Cruz, Flavio Victor Fernandes Salvador de Oliveira.

Introdução: Autismo define-se por dificuldades de comunicação, social e pela presença de comportamentos e interesses repetitivos e restritos. Objetivo: Analisar e confirmar como o diagnóstico precoce do autismo em crianças tem impacto direto sobre o prognóstico do paciente. Metodologia: Este artigo de revisão foi produto de investigação qualitativa e bibliográfica realizada nas bibliotecas eletrônicas SciELO, PubMed e LILACS. Foram selecionadas as referências 2011 a 2022 que contribuem para o cumprimento do objetivo de pesquisa. Revisão de Literatura: De acordo com a Sociedade Brasileira de Pediatria, o autismo é um transtorno do desenvolvimento neurológico que afeta uma em cada 88 crianças. O diagnóstico clínico, geralmente tardio e equivocado, pois os sintomas podem ser confundidos com outros transtornos, com personalidades introspectivas e dificuldades de aprendizado. É realizado através da observação do comportamento e de instrumentos de triagem como ADOS e o MCHAT, instrumento de triagem realizado em crianças entre 18 e 24 meses de idade, mesmo naquelas que não estão sob suspeita diagnóstica de autismo. A triagem ativa possibilita o diagnóstico precoce, pois quanto mais cedo a criança iniciar a estimulação, melhor será sua trajetória de desenvolvimento e funcionamento cerebral. Isso ocorre porque nos primeiros anos de vida, o cérebro está em pleno desenvolvimento, com alta velocidade de formação de conexões cerebrais e neuroplasticidade. O diagnóstico precoce é importante para otimizar o quadro clínico e possibilitar a realização de terapias, como fisioterapia, fonoaudiologia, psicologia e psiquiatria, com o objetivo de melhorar a linguagem, interação sociocultural, compreender melhor as necessidades da criança e a ajustar sua rotina para garantir a melhor qualidade de vida possível. Conclusão: O autismo tem dificuldade de diagnóstico se faz necessária uma ação de acompanhamento de família e escola para facilitar e aumentar o sucesso do prognóstico.

TL02: A RELAÇÃO ENTRE DEPRESSÃO E HIPOTIREODISMO: UMA REVISÃO SISTEMÁTICA

Área temática: Psicopatologia

Autores: José Lucas Oliveira Teles, Isadora Renia Lucena Oliveira, Ivan Peireira da Silva Neto, Guilherme Sabatke, Amanda Gabrielly Torres Marques, Jeane Nunes Belo, Railson Freitas

Objetivo: O objetivo desta revisão foi investigar a relação entre depressão e hipotireoidismo, resumindo a literatura científica existente sobre o assunto. Especificamente, a revisão teve como objetivo identificar as possíveis ligações entre essas duas condições, incluindo o impacto do hipotireoidismo no risco de depressão e o efeito da depressão na função da tireoide. Metodologia: A pesquisa abrangente da literatura foi realizada usando bancos de dados eletrônicos, incluindo PubMed, Scopus e PsycINFO, para identificar artigos relevantes publicados em inglês de janeiro de 2000 a setembro de 2021. Os termos de pesquisa usados ??incluíram "depression," "hypothyroidism," "thyroid function," "mood," and "serotonin'. Obtiveram-se 239 resultados de artigos, dos quais 62 adaptaram-se aos filtros. Resultados: A revisão da literatura revelou evidências que apoiam uma relação entre depressão e hipotireoidismo. O hipotireoidismo tem sido associado a um risco aumentado de depressão, com estudos mostrando que níveis mais baixos de hormônios tireoidianos podem levar à diminuição da produção de serotonina, o que pode contribuir para o desenvolvimento de sintomas depressivos. O estresse crônico e a depressão também podem afetar o eixo HPT, levando a alterações na função da tireoide. No entanto, os achados na literatura não são totalmente consistentes, e mais pesquisas são necessárias para entender melhor a complexa relação entre depressão e hipotireoidismo. Conclusão: A literatura científica existente sugere uma estreita relação entre depressão e hipotireoidismo. O hipotireoidismo pode aumentar o risco de depressão, enquanto a depressão também pode afetar a função da tireoide. Os médicos devem considerar o papel potencial da função tireoidiana na avaliação e tratamento da depressão, particularmente nos casos em que os sintomas não melhoram com os tratamentos antidepressivos tradicionais, sendo um importante mecanismo de busca a função tireoidiana.

TL03: A SAÚDE MENTAL NA REABILITAÇÃO NEUROPSICOLÓGICA EM PACIENTES COM ALZHEIMER

Área temática: Outros Temas em Saúde Mental

Autores: Lourdes Maria Bezerra De Souza Santana, Joyce Vilarins Santos Soares, Carla Rocha Carvalho, Janaina Rocha Barros Hostins, Júlio César FH, Bruno de Castro Paixão Jacobino

RESUMO: a sociedade delineia muitos conhecimentos empíricos acerca do real conceito de saúde mental, sendo este consubstanciado pelo bom funcionamento cerebral, ao contextualizar pensamentos voltados a qualidade de vida por esforços saudáveis, mas quando um paciente se encontra adoecido pelo Alzheimer e necessita realizar aportes por meio da reabilitação neuropsicológica as discussões se ampliam na ciência. Nesse sentido, alguns estudos ocorridos na década de 1990 mencionam que Alzheimer é uma doença cerebral degenerativa, caracterizada por perda progressiva da memória e de outras funções cognitivas, que prejudicam o paciente em suas atividades de vida diária e no seu desempenho social e ocupacional, mas as questões socioemocionais com a reabilitação podem ser asseguradas, visto que a doença atinge uma média de 15 milhões de cidadãos em tempos contemporâneos. Objetivo: Evidenciar através de uma revisão bibliográfica discussões que delineiam sobre o objeto voltado à saúde mental e reabilitação neuropsicológica em pacientes com Alzheimer disponibilizados na Base de Dados do Scielo e Pubmed. Métodos: utilizando abordagem qualitativa e objetivo exploratório-descritivo selecionou-se publicações nas bases de dados do PubMed e Scielo, através de descritores selecionados em: "saúde mental", "reabilitação neuropsicológica" e "Alzheimer" como palavras-chave que permitisse nortear os resultados do objeto que foram discutidos e analisados no respectivo estudo. Resultados: os dados encontrados confirmam que na Scielo estão disponibilizados 04 (quatro) artigos, dentre os quais selecionou 01 (uma) pesquisa por se assemelhar com a discussão a ser feita, por conseguinte no PubMed elencou-se 02 (duas) obras classificadas que viabilizaram as informações para responder o objetivo. Conclusão: A saúde mental e a reabilitação neuropsicológica caminha interlaçada nas ações que garantem no cotidiano do paciente com Alzheimer possíveis contribuições para seguridade de atos na vida diária.

TL04: Ansiedade e Depressão em mães de filhos com Transtorno do Espectro Autista: Uma Revisão de Literatura

Área temática: Outros Temas em Saúde Mental.

Autores: Rayssa Ketly Silva Sousa, Thainah Milhomens Santos de Sousa, Ana Karine Monteiro Dias, Geanny Pereira da Silva, Luciana Sant Anna de Souza.

O Transtorno do Espectro Autista é entendido como um transtorno do neurodesenvolvimento, no qual, características são notadas na primeira infância. O objetivo deste trabalho é analisar os impactos gerados na saúde mental, como: ansiedade e depressão, em mães de filhos diagnosticados com autismo durante o tratamento. A metodologia trata-se de uma revisão de literatura realizada a partir de artigos adquiridos na base de dados no Lilacs, Pubmed e Scielo no ano de 2018 até 2023. Os resultados mostram que, a culpa transferida para as mães pelo Transtorno do Espectro Autista (TEA) é uma realidade presente na sociedade. A autocobrança no qual essas carregam para si, seja por fatores genéticos, seja em relação a alguma intercorrência na gestação e por aspectos emocionais. O termo mãe-geladeira define o auto isolamento e a preocupação obsessiva com a preservação da uniformidade (Kanner, 1956). Essas mulheres abdicam da rotina profissional e social que tinham e passam formular um estilo de vida diferente do que ela planejou. Relações sociais e afetivas também são colocadas de lado, contribuindo para que fiquem sujeitas a impactos físicos e mentais (Collet; et al, 2016). Mesmo tendo o suporte familiar, o medo se torna inevitável diante da situação. O medo de não conseguir criar os filhos, aliado à falta de tempo para o autocuidado influenciam diretamente nos níveis de estresse (Aguiar, 2019). Dessa forma, a ansiedade e depressão materna tem influência com o os níveis de estresse, sensação de impotência, fragilidade e medo de não conseguir ofertar uma educação proporcional as necessidades da criança com TEA. Portanto, é essencial que tenha suporte da equipe escolar, familiar e em cuidados a área da saúde, e que esses estejam interligados para auxiliar no desenvolvimento da criança com TEA. Sendo assim, para facilitar a execução de estratégias voltadas para a saúde mental da mãe através de redes de apoio e, consequentemente, minimizar a sobrecarga e níveis de estresse.

TL05: Análise descritiva da eficácia da Eletroconvulsoterapia em uma série de casos no serviço de psiquiatria do Hospital Geral Público de Palmas (HGPP)

Área temática: Clínica.

Autores: Beatriz Ferroli Cavalcante, Leonardo Baldaçara.

Objetivo: Apresentar e discutir a eficácia da Eletroconvulsoterapia (ECT) em uma série de casos de pacientes com transtornos psicóticos no serviço de psiquiatria do Hospital Geral Público de Palmas (HGPP). Método: Foi feita análise descritiva de 56 pacientes submetidos à ECT no HGP situado na cidade de Palmas (TO) entre 2015 e 2022. Resultados: O estudo em questão avalia uma série de 56 pacientes, dentre eles 22 mulheres e 34 homens. A média de idade dos analisados é de 34 anos para homens e 35 anos para mulheres. A patologias de base estudadas nessa população foram: 51,8% com esquizofrenia, 23,2% com transtorno bipolar, 10,7% com transtorno esquizoafetivo, 8,9% com transtorno depressivo, 3,6% com psicose induzida por substâncias psicoativas e 1,8% com psicose puerperal. A indicações para o procedimento foram: refratariedade ao tratamento medicamentoso (76,8%), gravidade da doença (8,9%), comportamento suicida (7,1%), gestação (3,6%) e catatonia (3,6%). A taxa de resposta imediata à ECT foi de 89,3%. Após 30 dias do procedimento, a resposta clínica observada foi de 76,8%. Em 60 dias, 71,4% dos pacientes obtiveram boa resposta terapêutica. Acerca dos efeitos adversos da ECT, 80,4% dos pacientes não experimentaram nenhum efeito colateral, 10,7% apresentaram dessaturação transitória pós-crise convulsiva e 1,8% queixaram de lombalgia ou cefaleia ou dor muscular. A taxa de abandono foi de 3,6%. Conclusão: A ECT é um procedimento médico seguro e eficaz para o tratamento de diversas condições psiquiátricas, dentre elas os transtornos psicóticos. Apesar de ainda ser uma prática polêmica e permeada por estigmas, a ECT é um tratamento eficaz para remissão de sintomas psiquiátricos graves, principalmente quando se precisa de resultados rápidos.

TL06: Comportamento suicida relacionado ao uso de Zolpidem: um relato de caso

Área temática: Suicídio

Autores: Sérgio Eduardo Miranda Cipriano, Prof. Flávio Dias, João Pedro Costa Santos, Isabela Cavalcante de Souza Bernardes, Rafaela Alves da Costa, Beatriz Ferroli Cavalcante, Débora Pinheiro Martins.

Mulher de 36 anos, solteira, desempregada, procedente do interior do Tocantins, deu entrada no Hospital Geral de Palmas em novembro de 2022 por tentativa de suicídio por enforcamento. Relatava ter iniciado com sintomas depressivos em 2016, após separação conjugal, amenizados com Clonazepam. Em 2020, após realização de cirurgia, apresentou sintomas semelhantes, buscou ajuda com clínico geral, que prescreveu Fluoxetina 20 mg e Amitriptilina 25 mg. Há 3 meses, após nova separação conjugal, piorou, apresentando insônia inicial, lhe sendo prescrito aumento de fluoxetina para 40 mg, manutenção de amitriptilina e adicionado Zolpidem 10 mg. Iniciou então com alucinações auditivas e visuais (via e conversava com seu pai, que morreu há 8 anos) e comportamento suicida, com diversas tentativas desde então, sempre no período noturno, o que resultou na recente internação. Mãe e irmã relataram que a paciente é impulsiva e tem baixa autoestima. Nega antecedentes clínicos ou psiquiátricos outros, pessoais ou familiares. Ao exame psíquico, não apresentava alterações dignas de nota. Ficou internada 3 dias e recebeu alta com Quetiapina 50 mg, com os sintomas completamente remitidos. Conclusão: A Quetiapina é um antipsicótico que em baixas doses é útil em quadros refratários de insônia e ansiedade. A ansiedade precipitada por dificuldades conjugais, por sua vez, pode revelar um padrão de apego afetivo instável, bastante visto nos quadros de transtornos de personalidade do cluster B do DSM-5. Os antipsicóticos atípicos como a Quetiapina têm se mostrado úteis na ansiedade aguda nestes casos, apesar de que sua eficácia é pouco baseada em evidências. Por fim, o Zolpidem tem sido associado a efeitos colaterais, como aumento de ansiedade, comportamentos aberrantes, e alucinações. Além disso, atuando nos receptores GABA, não há como se descartar seu papel desinibidor em pacientes com transtorno borderline. Seu uso deve ser feito com muita cautela em pacientes com este perfil.

TL07: Consequências do TDAH na vida dos adultos e os desafios enfrentados no seu diagnóstico

Área temática: Outros Temas em Saúde Mental.

Autores: Jordenia Moreira Schult Barbosa, Taynara Fonseca Abreu, Maria Isabel Soares Cavalcante, Fabiana De Castro Araujo Almeida, José Victor Lima de Souza, Carla Cíntia Prado Artiaga

Objetivo: Avaliar os impactos causados pelo Transtorno de Déficit de Atenção e Hiperatividade (TDAH) na vida de pacientes adultos e os desafios enfrentados pelos profissionais no momento do diagnóstico. Método: Trata-se de uma revisão de literatura, em que foram utilizadas as bases de dados Google Acadêmico, Biblioteca Virtual em Saúde e PubMed com os descritores "TDAH em adultos", "Diagnóstico de TDAH", com pesquisas publicadas nos últimos 5 anos. Os artigos foram selecionados com base na relevância para o tema por meio da leitura de título e resumo. Resultados: O TDAH é um transtorno do neurodesenvolvimento que tem como consequências alterações na atenção e atividade motora do paciente que, normalmente, vai apresentar falta de atenção e/ou hiperatividade-impulsividade. É observado que pessoas com TDAH têm alterações no córtex frontal e em suas conexões e acredita-se que, devido a esse fato, ocorra prejuízo na regulação emocional, memória de trabalho com a atenção alterada e a incapacidade de manter o foco nas atividades realizadas. O distúrbio em crianças é mais fácil de ser identificado devido ao ambiente escolar, onde é acompanhado e avaliado o seu comportamento e desenvolvimento. Nos adultos, somente a existência de sintomas não é suficiente para a realização do diagnóstico. Deve ser realizada uma investigação retrospectiva dos sintomas para identificar o início da doença. Porém, essa análise retrospectiva pode levar a um subdiagnóstico, pois o autorrelato pode ser pouco preciso e insuficiente. Com isso, percebe-se que o diagnóstico em adultos continua sendo um trabalho desafiador. Conclusões: O TDAH na fase adulta impacta nos aspectos social, profissional, educacional e nos relacionamentos interpessoais do paciente. Diante disso, percebe-se a importância do diagnóstico em adultos baseado em uma avaliação orientada, associada a escala para diagnose, e para isso, faz-se indispensável o aumento das pesquisas sobre o assunto, para evitar subdiagnósticos.

TL08: Delírio de ciúmes na psicose puerperal. Um relato de caso

Área temática: Saúde Mental da Mulher.

Autores: Débora Pinheiro Martins, Sérgio Eduardo Miranda Cipriano, Leonardo Baldaçara, Rafaela Alves da Costa.

RELATO: Paciente do sexo feminino, 27 anos, casada e mãe de dois filhos, atendente de serviço de saúde. Puérpera de 3 semanas. No 2°dia pós-parto iniciou com delírios paranoides e de ciúmes em relação ao esposo e uma técnica de enfermagem. Quinze dias após a alta, o adoecimento do recém-nascido desencadeou preocupação e sofrimento intensos na paciente. Em pelo menos um momento de estresse, fez ameaças de tirar a vida do filho ou de si. Vinte dias após o parto, cometeu tentativa de infanticídio. A paciente foi internada e foi administrado Risperidona 3mg/dia; Fluoxetina 20mg/dia; Diazepam 10 mg/dia. Cinco dias após a internação, foi transferida e se encontrava calma e sem psicose. Referia angústia, medo de perder o filho, alucinações visuais e auditivas relacionadas ao conteúdo delirante de ciúmes do marido com a técnica de enfermagem. Foram mantidas as medicações. TC de crânio dentro dos limites da normalidade. Paciente evoluiu calma, colaborativa, eutímica, consciente, orientada, pensamento organizado, de curso normal e conteúdo congruente com o humor; sem alterações aparentes de sensopercepção. Recebeu alta 4 dias após em remissão completa. Não havia registros sobre histórico familiar da paciente. CONCLUSÃO: A psicose puerperal é um quadro severo e raro, atingindo 0,1% das 85% de puérperas que apresentam perturbações do humor. Os sintomas se instalam de forma rápida nos primeiros 15 dias de pós-parto. O quadro pode oscilar de forma intensa e inclui alterações na percepção de estímulos, no ciclo do sono e desequilíbrio psíquico-emocional; com crises de choro, tristeza profunda e ideações suicidas e infanticidas. Não foi encontrado na literatura relatos específicos sobre delírio de ciúmes. Na maioria das vezes, exige internação da paciente, até que se reestabeleça. A terapêutica é estabilizadora de humor, antidepressivos e antipsicóticos. Há bom prognóstico, mas o risco de recorrência em futuras gravidezes é importante, e a medicação profilática é recomendada.

TL09: Depressão na Atenção Primária à Saúde

Área temática: Outros Temas em Saúde Mental.

Autores: Joyce Vilarins Santos Soares, Lourdes Maria Bezerra De Souza Santana, Priscila Rodrigues e Silva, Giovana Baldon Coelho, Carolina Braga, Bruno de Castro Paixão Jacobino

INTRODUÇÃO A depressão hoje constitui um desafio considerável para a saúde pública do mundo, sendo considerada um transtorno mental comum, que é resultado de interligações entre fatores biológicos, sociais e psicológicos. Segundo dados da Organização Pan-Americana de Saúde (OPAS, 2017), no Brasil, 5,8% da população sofre com esse problema, que afeta um total de 11,5 milhões de brasileiros. OBJETIVO Tem-se como objetivo elaborar uma revisão bibliográfica que aborda o atendimento da depressão na Atenção Primária à Saúde, no contexto da rede de atenção à saúde mental. METODOLOGIA Trata-se de uma revisão bibliográfica integrativa. A busca dos artigos foi feita na Biblioteca Virtual em Saúde (BVS) e LILACS. Foi utilizado como descritor "Depressão", "Atenção primária à Saúde" e "saúde mental". RESULTADOS Foi detectado que existe despreparo da maioria das unidades de saúde da APS quanto ao tratamento farmacológico da depressão. Ainda nesse contexto foi observado que a depressão é responsável por riscos consideráveis de morte, pois aproximadamente 15% dos pacientes com transtorno de humor cometem suicídio precedidos por episódios de depressão. Ademais evidenciou-se ainda que há grande relação entre abuso/dependência etílica, ansiedade e o risco de suicídio com a ocorrência de depressão. CONCLUSÕES Tendo vista que a APS é a porta de entrada da rede de atenção à saúde mental, deve-se ter como preceito a detecção do comportamento suicida nos usuários, pois há grande procura por atendimentos e solicitações da rede, a julgar pelas dificuldades de acesso à atenção especializada e às precárias ações da atenção primária para a abordagem e cuidados adequados a esses pacientes.

TL10: Dinamismo do uso do lítio na ideação suicida de indivíduos com transtorno bipolar: uma breve revisão

Área temática: Psicofarmacologia

Autores: Analice Alves Ferreira, Sarah Lima Campos, Maria Eduarda Alves de Paula, Luís Fernando Floresta Feitosa

Objetivo: compreender a ação do lítio como terapia para a ideação suicida de pacientes com transtorno bipolar (TB). Método: análise qualitativa utilizado o método PRISMA (Preferred Reporting Items for Systematic Reviews and Meta- Analysis), o banco de dados do Google scholar. A amostra total compreendeu 176 estudos, destes após rastreamento aplicou-se os critérios de inclusão e exclusão. Neste ínterim o número de estudos que respondiam à pergunta norteadora foi nove. Resultados: Nos indivíduos com TB observou-se um risco estimado de suicídio de 0,4% ao ano, cerca de 23 vezes maior do que as taxas observadas na população geral, que são estimadas em 0,017% (NERY-FERNANDES E MIRANDA-SCIPPA, 2013). As terapias medicamentosas mais utilizadas no tratamento do TB são antipsicóticos atípicos, antidepressivos e estabilizadores de humor, como o carbonato de lítio (BARROS et al., 2021). A despeito do seu benefício Nery-Fernandes e Miranda-Scippa (2013) enfatizaram que a frequência de suicídios ou tentativas eram 6,4 vezes menos frequentes durante o tratamento com lítio do que antes do tratamento ou até após o tratamento. Estudo realizado por Oquendo (et al., 2011) observou 18 tentativas de suicídio feitas por 14 pacientes (6 do grupo lítio e 8 do grupo valproato). Girlanda (et al., 2014) verificou que 6 pacientes do grupo lítio e 7 do grupo sem lítio cometeram atos automutilação. Benard (et al., 2016) conclui que o tratamento com lítio reduz significativamente o comportamento impulsivo-agressivo, fator de vulnerabilidade comum ao suicídio e ao TB. Conclusão: apesar de haver uma moderada minimização da ideação suicida entre o grupo do lítio para os demais, este apresenta-se como padrão ouro do tratamento do TB, visto que resultados divergentes se devem a populações heterogêneas, a características sociodemográficas, a associação dele com outros fármacos de cada estudo.

TL11: Esquizofrenia catatônica com melhora considerável após Eletroconvulsoterapia

Área temática: Outros Temas em Saúde Mental

Autores: Aleks Barbosa da Fonseca, Lucas Pereira da Silva, João Pedro Costa Santos, Isabela Cavalcante de Souza Bernardes, Verônica da Silveira Leite

Relato de caso: K.G., 18 anos, negro, sexo masculino. Em setembro de 2022 iniciou quadro de inquietação, alteração comportamental com estereotipias motoras, higiene pessoal prejudicada, autoagressividade e delírios persecutórios - acreditava ter um chip implantado em sua cabeça. Negava uso de drogas ilícitas ou outros vícios e não tinha histórico familiar nem pessoal de doenças psiquiátricas. Dois meses após, necessitou de internação hospitalar devido à piora do quadro delirante, foi diagnosticado com esquizofrenia, medicado com risperidona 2mg/d e encaminhado para seguimento ambulatorial. Teve boa adesão ao tratamento e melhora parcial dos sintomas. Em fevereiro de 2023, após participar de alistamento militar, iniciou quadro de mutismo, redução súbita da atividade motora, perda de contato com a realidade e insônia, sendo necessária nova internação. Foi realizado suporte clínico devido ao quadro de catatonia e prescrito haloperidol 5mg/d. Entretanto, não houve melhora satisfatória após duas semanas de observação, sendo optado pela realização de Eletroconvulsoterapia (ECT). Após três sessões de ECT, o paciente apresentou clara melhora, com recuperação completa dos movimentos corporais e parcial da fala, tendo condições de seguir o tratamento ambulatorial. Conclusão: A esquizofrenia catatônica tem cerca de 10% de prevalência em internações psiquiátricas. Quando não tratada, a doença pode levar a complicações, como desnutrição, depressão e ideação suicida. Na catatonia, a ECT é usada em casos refratários à farmacoterapia, como no caso relatado. Sendo esse um procedimento preconizado em quadros graves e com necessidade rápida de remissão dos sintomas. Essa é uma estratégia, aliada ao uso de benzodiazepínicos, eficaz e segura, que resulta em resposta clínica satisfatória. A literatura aponta uma aplicabilidade relevante no uso da ECT de manutenção em casos semelhantes, associada a psicofármacos, visando evitar recidivas e a consequente hospitalização do paciente.

TL12: Esquizofrenia de início precoce: um relato de caso

Área temática: Diagnóstico e Classificação

Autores: Beatriz Ferroli Cavalcante, Iula Melania Maciel Rossoni, Nilson Coltri Junior, Sérgio Eduardo Miranda Cipriano

Relato de caso: Masculino, 14 anos, deu entrada em unidade hospitalar por prejuízo da higiene e autocuidado, recusa alimentar, isolamento social e mutismo, iniciados há 5 meses. Histórico de neurodesenvolvimento sem alterações, exceto enurese noturna e dificuldade de aprendizado na escola. Ao exame, aparência emagrecida, respondia apenas com balançar da cabeça, com humor e afeto hipomodulados. Não foram observadas alterações de sensopercepção ou delírios. Sem histórico de trauma ou violência na infância. História familiar de um tio materno com transtorno bipolar. Após primeira avaliação psiquiátrica, paciente teve hipótese diagnóstica de episódio depressivo grave, recebendo alta com antidepressivo e antipsicótico. Subsequentemente apresentou mais dois episódios de internação hospitalar devido recusa alimentar, agitação psicomotora e negativismo, em que foi modificada hipótese diagnóstica para esquizofrenia de início precoce. Sua última internação, já aos 16 anos, paciente retornou à unidade hospitalar em estado de catatonia, não deambulava nem abria os olhos. Recebeu suporte clínico, alimentação via sonda nasoentérica, e antibioticoterapia devido desenvolvimento de escaras de decúbito e diagnóstico de leishmaniose cutânea. Foram realizadas 8 sessões de Eletroconvulsoterapia com reposta parcial, voltando a se alimentar por conta própria e deambular com ajuda de terceiros. Apresentava quadro psicopatológico grave, com mutismo, negativismo, alteração grave do comportamento e embotamento afetivo. Recebeu alta em uso de clozapina 200mg/dia. Conclusão: A esquizofrenia de início precoce é uma doença crônica, rara que cursa com grandes prejuízos funcionais. Os sintomas surgem de maneira insidiosa e podem demorar meses a ano para satisfazer todos os critérios diagnósticos. O tratamento deve envolver uma abordagem multimodal com farmacoterapia individualizada, psicoterapia, treinamento em habilidades sociais e terapia ocupacional.

TL13: Experiência de integração ensino, serviço e comunidade de graduandos em medicina no ensino da Rede de Atenção Psicossocial

Área temática: Ensino

Autores: Jaciane Araújo Cavalcante, Guilherme Correa Barbosa, Gessi Carvalho de Araújo, Domingos de Oliveira

OBJETIVO Apresentar a experiência de graduandos em medicina durante a apresentação da rede de atenção psicossocial na disciplina integração ensino serviço e comunidade. MÉTODO Estudo descritivo, tipo relato de experiência de abordagem qualitativa descritiva exploratória, com o objetivo de descrever, as vivencias na preceptoria de saúde mental para alunos do curso de medicina pertencentes a uma instituição privada em Palmas, no período de agosto a novembro de 2022, em que foram desenvolvidas atividades de apresentação e discussão da rede de saúde mental do município de Palmas e como ela integra os outros cenários visitados pelos alunos no semestre em que a disciplina aconteceu. Foram realizados encontros semanais, em que cada semana os discentes foram recebidos por um preceptor conforme a área de competência por oito semanas, e retornam ao serviço com a apresentação de uma proposta de trabalho considerando a primeira visita realizada. As visitas indicadas para o conhecimento da rede de atenção psicossocial totalizaram duas por pequeno grupo e aconteceram em sala de aula da instituição, assim apresentou-se aos discentes a rotina do serviço e faz um comparativo com a política de atenção psicossocial. No segundo encontro os discentes levaram uma proposta de articulação da RAPS municipal com os demais serviços municipais. Durante as discussões acerca da história da reforma psiquiátrica e conceitos sobre CAPS, RAPS, CAPS AD e CAPS II. A método apresentado para ensino do IESC, pode ser considerado como uma ferramenta efetiva para a formação médica humanizada, adequada para atuar na atenção primária à saúde e alinhada com as necessidades dos usuários do Sistema de Saúde vigente. Faz-se necessário a apresentação e discussão dos serviços da Rede de atenção à saúde que o acadêmico for cursar nos primeiros períodos da universidade, de modo que este ingresse ao internato conhecendo a função de cada serviço e a política pública que rege o mesmo

TL14: Experiência no SUS de grupo de pré-natal psicológico como forma de prevenção de adoecimento psíquico

Área temática: Outros Temas em Saúde Mental

Autores: Fabiana Fleury Curado, Lhivia Lourençoni Barbosa

A gestação, parto e pós-parto são momentos de muitas mudanças físicas e psíquicas que podem causar desconforto na mulher e no casal que podem desencadear transtornos psíquicos merecendo atenção para que não sejam gatilhos para adoecimentos. O pré-natal psicológico (PNP) consiste em uma assistência psicoprofilática e psicoterápica que se adapta às peculiaridades de cada paciente e que pode contribuir no desenvolvimento de formas eficientes de lidar com os estressores. Essa assistência tem se mostrado efetiva na prevenção de patologias obstétricas e transtornos psíquicos. Relato de caso: Grupo de PNP com 6 gestantes no Hospital e Maternidade Dona Regina em Palmas, Tocantins. O PNP ocorreu em 8 encontros. Todas tinham entre 16 e 30 semanas de gestação, eram casadas ou em união estável, entre 25 e 36 anos e com gestação risco habitual. Cada encontro tinha duração de 2 horas e frequência semanal. Os encontros foram on-line e ao vivo realizados em plataformas de reuniões on-line e conduzido por duas psicólogas. Antes do início do grupo as gestantes passaram uma anamnese individual. Os encontros eram iniciados com relaxamentos. Após esse era aberto para que gestantes falassem suas preocupações e sentimentos de forma livre. Em seguida havia a partilha sobre a percepção do que cada participante tinha sobre o que era trazido. Os terapeutas faziam esclarecimentos sobre a dinâmica psicológica que surgia no grupo assim como sua relação com ciclo gravídico puerperal. Ao final do processo foi enviado um formulário de avaliação do grupo, nele as participantes relataram como benefícios sentidos pelo PNP, elas relataram "Menos ansiosa mais queria que grupo continuasse", "Mais segura e confiante", "Reconhecer a força que tenho, me libertar da depressão". Conclusão: Ao final do grupo de PNP notou-se que foi alcançado seu objetivo que é favorecer o desenvolvimento de recursos internos efetivos para enfrentamento das circunstâncias estressoras do ciclo gravídico puerperal.

TL15: Idosos e Saúde Mental: A influência da pandemia do COVID-19

Área temática: Psicogeriatria

Autores: Camila Karielle Sousa Carvalho Pinto, Hanne Karoline, Bruna Matos Rocha Arrais Maia Dantas, Barbara Mariana Fernandes Salvador de Oliveira, Iara Priscilla Inacio de Freitas, Milena Rocha Gouvea, Vitor Emanoel Barbosa da Silva

Introdução: A pandemia do COVID-19, trouxe várias implicações negativas à saúde mental da população idosa, principalmente por se tratar de um dos grupos mais vulneráveis, pelo isolamento social e pela infinidade de informações desfavoráveis sobre a doença, a prevenção e o número de óbitos. Objetivo: O objetivo desse estudo foi verificar na literatura, as consequências na saúde mental dos idosos devido às medidas adotadas durante a pandemia COVID-19. Material e métodos: Trata-se de uma revisão bibliográfica, realizada nas bases de dados SciELO, LILACS, UpToDate e PubMed, abordando os descritores: Covid-19, População idosa e Saúde Mental. incluindo 11 artigos publicados entre 2020 e 2022, nos idiomas inglês e português e excluídos estudos repetidos e não relacionados a temática. Resultados: Dentre os impactos na saúde mental no idoso em relação à pandemia do Covid-19, foram encontrados: Ansiedade, exacerbação da angústia e irritabilidade, depressão, solidão, alterações no funcionamento da memória, estresse, sensação de medo ou pânico, anedonia, suicídio/ideação suicida, preocupação excessiva em adoecer e insônia. Não obstante, há uma quantidade ainda escassa de estudos voltados especificamente para a saúde mental da pessoa idosa. Conclusão: A saúde mental se encontra diretamente relacionada ao bem-estar de modo geral, a saúde física e a qualidade de vida do indivíduo. E dessa forma, o envelhecer, já implica em grandes desafios adaptativos pela condição subjacente associada, como a aposentadoria, incapacidades funcionais, perdas afetivas, luto e sensação de impotência diante da vida. Consequentemente, o Covid-19 associou a esses desafios, o sentimento de solidão através do isolamento social, acarretando inúmeras mudanças na rotina dos idosos, desencadeando alterações do humor e do comportamento, acentuando as desordens mentais preexistentes e suscitando a ansiedade, depressão, e até suicídio.

TL16: Implantação de Projeto Institucional de Saúde Mental para Discentes e Docentes do Curso de Medicina: Relato de experiência na Amazônia Ocidental

Área temática: Intervenções Psicossociais

Autores: Gizeli Silva Gimenez, Aneli Pereira de Araújo Gois, Maiky José de Oliveira, Helizandra Simoneti Bianchini Romanholo, Iana Rafaela Fernandes Sales

INTRODUÇÃO O conceito de saúde mental é amplo e com influências de múltiplos fatores, sendo que diversos estudos associam o curso de medicina ao surgimento ou piora dos transtornos de saúde mental nos estudantes. Nesse sentido, notou-se necessidade de ofertar acolhimento para discentes e docentes do curso de Medicina. O objetivo inicial foi identificar agravos psicossociais, além de desenvolver estratégias de acolhimento, avaliação e tratamento no Centro Universitário UNINASSAU em Cacoal, Rondônia. O projeto implantado nomeado NADDI-MED foi constituído de equipe assistencial médica e de psicólogos. Os voluntários atendidos concordaram com a aplicação dos instrumentos de coleta de dados autoaplicáveis após assinatura do Termo de Consentimento Livre e Esclarecido. As atividades iniciaram em abril de 2022, registrando-se 53 atendimentos nas especialidades de psiquiatria (77,4%) e psicologia (22,6%). Notou-se maioria do sexo feminino com idades entre 19 e 35 anos e solteira (59,2%). Observou-se que 61,9% dos estudantes já apresentavam algum diagnóstico prévio. Por meio de avaliação clínica retrospectiva das evoluções notou-se boa assiduidade aos retornos, sendo as principais queixas referidas ou sintomas: ansiedade (30,1%); tristeza 29,8%, estresse (25,3%); nenhum (10%); e outros (4,8%). CONCLUSÃO É necessário adotar estratégias permanentes de auxílio a estudantes e docentes por meio de suporte psicológico regular, estímulo de socialização e melhoria dos hábitos de vida. Até o momento não houve busca significativa de atendimentos pelos docentes. Houve percepções pontuais relatadas de dificuldades de condução docente quando há necessidade de adaptação ou intervenção psicopedagógica. Nota-se que é necessário ampliar a discussão já existente sobre o cuidado de saúde mental em encontros institucionais. Conclui-se que houve boa adesão dos discentes ao acompanhamento médico e psicológico, com impacto favorável relevante na evolução clínica para maioria dos atendidos.

TL17: Perfil das emergências psiquiátricas admitidas no pronto-socorro do Hospital Geral Público de Palmas (HGPP) em um período de 5 meses

Área temática: Emergência

Autores: Mitsuê Silva Lagares, Lukas Marcula Cabral De Lima, Mariana Evelyn Cavalcanti De Lima, Leonardo Rodrigo Baldaçara

Objetivo: A emergência psiquiátrica (EP) pode ser definida como uma complicação psiquiátrica em que há um risco de dano grave ou até morte para o paciente e outros. Este trabalho tem como objetivo avaliar a prevalência das emergências psiquiátricas no Pronto-socorro do Hospital Geral de Palmas no período de 5 meses. Avaliar também os dados demográficos dos pacientes atendidos e as principais situações e diagnósticos reconhecidos como emergências psiquiátricas. Método: Trata-se de um estudo observacional transversal realizado a partir da tabulação dos dados dos prontuários do Pronto-socorro do Serviço de Psiquiatria do Hospital Geral de Palmas, de novembro de 2022 a março de 2023. Resultados: Durante os 5 meses de análise, 382 pessoas precisaram de atendimento de emergência. Dessas, 202 do sexo feminino e 176 do sexo masculino. Vale ressaltar que alguns pacientes evadem antes do esclarecimento de seu diagnóstico, além daqueles que se apresentam de forma recorrente. Observou-se que, entre as mulheres, a tentativa de suicídio é a principal emergência psiquiátrica (52), seguida por psicose não orgânica (21) e transtorno afetivo bipolar (19). Dentre os homens, a EP com maior prevalência foi a psicose não orgânica (34), depois, transtornos mentais e comportamentais devidos ao uso de álcool (22) e devidos ao uso de múltiplas drogas e ao uso de outras substâncias psicoativas (19). A tentativa de suicídio teve maior incidência entre as mulheres de 25 a 35 anos, e para os casos de psicose não orgânica entre os homens, as idades mais prevalentes foram 23 e 25 anos. Conclusões: Diante disso, nota-se a importância da capacitação dos profissionais de saúde para agirem de forma rápida e assertiva nos atendimentos em emergências psiquiátricas, revertendo os casos agudos e preservando a vida das vítimas. Ademais, reforça-se também a importância do seguimento integralizado na rede pública para o cuidado pós hospitalar desses pacientes.

TL18: Perfil epidemiológico das lesões autoprovocadas e seus respectivos métodos no Tocantins entre 2015-2021

Área temática: Epidemiologia

Autores: Ana Carolina Pereira Matos, Anna Luiza Zuconelli Vinhadelli, Railson Freitas, Denise Ramos Costa

INTRODUÇÃO:Tentativa prévia de autoextermínio é o principal fator de risco para o suicídio, é estimado que pelo menos 50% daqueles que realizam o suicídio já tentaram previamente. A utilização de meios com maior letalidade é fator relevante para o aumento da taxa de suicídio. Assim, o detalhamento do perfil de autoagressão de acordo com o método pode ser de grande valia para a prevenção e redução dos riscos de suicídio. OBJETIVO: Analisar o perfil epidemiológico das lesões auto infligidas notificadas de acordo com o método empregado. MÉTODO: Trata-se de um estudo epidemiológico transversal, quantitativo e descritivo. As informações foram obtidas no DATASUS, na subseção Sistema de Informação de Agravos de Notificação (SINAN) no período de 2015 a 2021, considerando sua distribuição segundo: sexo, faixa etária, escolaridade e raça. Os filtros empregados na plataforma foram: lesão autoprovocada; UF de notificação: Tocantins, envenenamento, enforcamento, objeto perfurocortante, objeto contundente, arma de fogo, outra agressão, substância ou objeto quente; sexo; faixa etária; escolaridade; raça. RESULTADOS: No período de 2015 a 2021 foram notificadas 6.597 lesões autoprovocadas no Tocantins. Sendo 2019 o ano mais expressivo (20,9%) e o menos expressivo 2015 (7,3%). O método mais utilizado foi envenenamento (56,07%), seguido de objeto perfurocortante (16,85%), exceto na população indígena em que prevaleceu o enforcamento. Houve predomínio da população feminina (67,99%) em relação à masculina (32,01%) em todas as variáveis exceto para a escolaridade. Predominância da raça parda (80,37%); e faixa etária de 20-29 (31,48%). CONCLUSÃO: aumento das lesões autoprovocadas no período estudado, com predomínio de envenenamento em ambos os sexos, exceto a população indígena que utiliza de meio mais letal. Cabe ressaltar a importância da prevalência de lesões auto infligidas entre jovens, o que predispõe a necessidade de estabelecer uma política de saúde pública voltada para essa população, em como para a indígena.

TL19: Título: Psicose puerperal: revisão bibliográfica

Área temática: Saúde Mental da Mulher

Autores: Anna Clara De Sousa Marques, Laysa Guerreiro Silva, Lohanny Souza Oliveira, Taynara Augusta Fernandes

INTRODUÇÃO: A psicose puerperal (PP) é um transtorno psíquico raro, porém bastante grave, com alteração de humor e modificação da realidade, que é manifestada por meio de ideação delirante, alucinações e alterações cognitivas, cuja incidência é de apenas um a dois a cada mil partos (0,1 a 0,2%), sendo ainda mais frequentes em mulheres diagnosticadas com transtorno bipolar ou com histórico prévio de PP. METODOLOGIA: A busca de artigos foi efetuada a partir das bases de dados Scielo, Google Acadêmico e Biblioteca Virtual em Saúde utilizando-se os termos "Gravidez", "Gestação"," Transtorno Psicótico" e "Período Pós-parto". Os 10 artigos selecionados tiveram os seguintes critérios de inclusão: estudos em língua portuguesa ou inglesa, publicados nos últimos 5 anos. RESULTADOS: A psicose puerperal compreende um quadro clínico pouco frequente na população, em uma proporção de uma a cada sete mulheres. A alteração psiquiátrica está diretamente relacionada a casos de suicídio e infanticídio e, por isso, é considerada uma emergência psiquiátrica. De acordo com os autores supracitados, a relevância dos resultados baseia-se na composição de um perfil sociodemográfico útil para o planejamento de ações sociais e humanitários, compatível com métodos de prevenção e promoção. De tal modo, o agrupamento de dados e a construção de um perfil abrangem a compreensão sobre o grupo alvo e sua prevalência na sociedade, conduzindo a produção de ações terapêuticas capazes de atingir o máximo de indivíduos possível. Não obstante, os resultados obtidos se limitam às situações sociais, culturais e históricos de cada país. CONCLUSÃO: Conforme mencionado nos resultados, a importância do perfil epidemiológico contribui na produção de possíveis ações para reduzir os riscos e evitar possíveis distúrbios mentais como a depressão, bem como impedir prováveis suicídios relacionados à psicose pós-parto.

TL20: Psicose secundária ao Lúpus Eritematoso Sistêmico: um relato de caso
Área temática: Clínica

Autores: Lucas Pereira da Silva, Aleks Barbosa da Fonseca, Nilson Coltri Júnior, Hellen Cristina Matos Moreira, Renata Alcânfor Concentino, Verônica da Silveira Leite

Relato de caso: Paciente SMS, sexo feminino, 45 anos, com diagnóstico de lúpus eritematoso sistêmico (LES) desde os 13 anos de idade, apresentou mal-estar após a administração da segunda dose de ciclofosfamida, utilizada como terapia para o LES. Ao exame clínico, foi observado FAN (+) 1:320 NPF, consumo sérico de C3 e C4, rash malar, fotossensibilidade, artrite e alopecia. Após 5 dias da queixa inicial, ela desenvolveu um surto psicótico com confusão mental, agressividade e comportamento infantilizado, buscando Unidade de Pronto Atendimento, na qual apresentou melhora, seguido de alta. No entanto, após a recorrência do mesmo quadro, foi encaminhada para um hospital de referência, onde recebeu internação e terapia inicial com risperidona 2mg, além de medicações se necessário. Em uso de prednisona 50 mg/dia, hidroxicloroquina 400 mg/dia, carbonato de cálcio combinado com vitamina D 1x/dia, colecalciferol 50.000 UI 1x/semana, losartana 50 mg/dia e omeprazol 40 mg/dia, antes da admissão e mantidos até o retorno para avaliação, recebendo alta hospitalar clinicamente estável e com remissão completa do quadro psiquiátrico, sendo encaminhada para acompanhamento ambulatorial psiquiátrico. Conclusão: Entre 20 e 70% dos pacientes com LES apresentarão sintomas neuropsiquiátricos, como a psicose lúpica. A psiquiatria deve oferecer suporte sintomatológico para casos como esse, e, para diagnóstico diferencial, é importante refutar um transtorno psicótico primário, psicose induzida por drogas ou reação induzida por corticoide. Diante deste cenário, o psiquiatra pode ser o primeiro profissional a avaliar pacientes portadores de LES que apresentem manifestações neuropsiquiátricas, seguido de encaminhamento para a reumatologia para tratamento da doença de base. O tratamento adequado da doença reumatológica subjacente é fundamental para melhora da condição psiquiátrica associada, seja diretamente ou indiretamente.

TL21: Relação entre o aumento do número de casas de apostas online no Brasil e o distúrbio do jogo patológico

Área temática: Dependências

Autores: João Pedro Fais, Lucas Rocha Santana da Silva, Luiza Rocha Santana da Silva, Queila Naiane Passos Ribeiro Fais, Adolpho Dias Chiacchio, Ricardo Da Silva De Jesus, Rodrigo Disconzi Nunes

Objetivo: Relacionar o aumento do número de casas de apostas online no Brasil, com o problema de saúde pública gerado pelos prejuízos do jogo patológico. Métodos: Trata-se de um estudo de revisão bibliográfica sistemática da literatura, as bases de busca foram as plataformas Web of Science e PubMed, usando os descritores "gambling disorder, casas de apostas, crescimento" de 2022 a 2004. Resultados e discussão: Foi observado que o aumento do número de casas de apostas e da publicidade tem grande influência no número de jogadores patológicos, no Brasil entre 2018 e 2021 foram abertas 450 novas casas de apostas online. Nesse contexto, o aumento do número de casas de apostas online vinculado ao baixo nível de assistência de jogadores patológicos faz com que apenas 1,5% dos casos sejam diagnosticados (Grant. JE. et al, 2007), isso gera intercorrências no sistema de saúde brasileiro e principalmente na saúde mental e financeira do indivíduo. A dependência causa diversas alterações anatomofisiológicas, como a diminuição do volume intracraniano de 1,073L em grupo controle para 1,066L em jogadores patológicos (Rahman. et al, 2014), assim, o córtex pré-frontal, amígdala e hipocampo no distúrbio de jogo também diminuem e estão relacionados com os prejuízos no pensamento lógico e juízo crítico, gerando desregulação socioemocional, tomada de decisão mal adaptativa, estresse e presença de ideação suicida em pelo menos 17% dos casos (Ledgerwood, D. et al, 2004). Ademais, os grupos mais acometidos são principalmente jovens e adolescentes de 15 a 29 anos bem como indivíduos com histórico de traumas, dependentes químicos e psicopatologias graves (Black, D.W. et al, 2019). Conclusão: Com base na discussão, a relação entre o aumento de número de cassinos e, com isso, o aumento de jogadores patológicos que são subnotificados e pouco assistidos, concluiu-se que a dependência em questão é negligenciada devido ao seu caráter recente no Brasil e subestimado quanto aos seus prejuízos.

TL22: Repercussões do uso excessivo de telas na qualidade do sono de jovens universitários no Brasil
Área temática: Medicina do Sono

Autores: Taynara Fonseca Abreu, José Victor Lima de Souza, Maria Isabel Soares Cavalcante, Jordênia Moreira Schult Barbosa, Fabiana De Castro Araujo Almeida, Carla Cíntia Prado Artiaga

Objetivo: avaliar, na literatura, os impactos do uso excessivo de telas relacionados à qualidade do sono de jovens universitários no Brasil. Método: Trata-se de uma revisão de literatura, utilizou-se as bases de dados Google Acadêmico, Biblioteca Virtual em Saúde e PubMed com pesquisas limitadas aos idiomas português e inglês, publicadas nos últimos 5 anos. 37 artigos foram encontrados na busca pelos descritores "distúrbios do sono", "exposição a telas" e "jovens universitários". Para seleção, realizou-se a leitura de título e resumo. Ao fim, fez-se a leitura completa de 7 artigos aprovados e coleta de dados dos resultados e conclusões, os quais fundamentaram-se em questionários aplicados aos entrevistados. Resultados: Não foram encontrados estudos que contemplem o período atual de pós-pandemia. Apenas uma pesquisa foi aplicada especificamente aos jovens universitários e esta não apresentou métodos bem estabelecidos em seus questionários. A população dos estudos analisados contempla um público estudante com idades entre 15 e 25 anos. Para esse público verificou-se que o uso excessivo de telas, muitas vezes vinculado ao processo de aprendizagem, é responsável por significativa mudança no ciclo de sono e vigília de entrevistados previamente hígidos. Observa-se, ainda, relação expressiva entre um padrão irregular do sono e patologias como cefaleia, depressão e ansiedade. Conclusões: Em síntese, é notável o papel central das telas no processo de aprendizagem atual, no entanto, há uma estreita base de dados sobre jovens brasileiros, a sua qualidade do sono e o uso de telas. Os dados tornam-se ainda mais escassos tratando-se de jovens universitários. Para contemplar o tema proposto, dando visibilidade à saúde dos universitários brasileiros, maiores estudos tornam-se necessários para o aprofundamento do conhecimento. Desta forma, será possível a elaboração de estratégias para melhoria da qualidade de vida dessa população.

TL23: Sequelas neurológicas de COVID-10 de médio e longo prazo em pacientes de Palmas - TO

Área temática: Neurociências

Autores: Victória Beatriz Oliveira Martins, Anderson Barbosa Baptista, Pedro Henrique Essado Maya

INTRODUÇÃO: Segundo a OMS, a manifestação de sintomas após a infecção por Sars-CoV-2, chamada de pós-COVID ou COVID longa, caracteriza-se como a continuação ou desenvolvimento de novos sintomas após 3 meses da infecção, com tais sintomas durando pelo menos 2 meses. Os sintomas neurológicos figuram-se entre os mais presentes, sendo os mais frequentes a perda de memória, ansiedade, atenção, entre outras. OBJETIVO: Traçar o perfil de acometimento de sintomas neurológicos de médio e longo prazo após infecção por COVID-19. MÉTODOS: Revisão de prontuários eletrônicos de pacientes acima de 18 anos, atendidos por serviços de saúde de Palmas com queixa neurológica posterior à diagnóstico de COVID-19, entre os anos de 2020 e 2023. Este projeto foi autorizado pelo Comitê de Ética em Pesquisas com seres humanos da UFT, CAAE: 59207922.4.0000.5519. RESULTADOS: Foram analisados 677 casos confirmados de COVID-19, resultando em 50 casos com sintomas neurológicos pós-COVID-19, perfazendo uma prevalência de 7,3% deles. Os principais foram cefaleia, com 40,9%, 22,7% de insônia, 18,2% problemas de memória, 20,5% neuropatia periférica, 18,2% ansiedade. Tais achados vão ao encontro de outros estudos que apontaram a cefaleia como uma das principais sequelas. Por outro lado, percebe-se um considerável número de neuropatias periféricas. o que difere de outros estudos. Quanto à duração das sequelas, 51,6% dos casos caracterizaram-se com duração de até 1 ano, 29% duraram até 6 meses, e 3,2% até 2 anos ou mais. Tal achado vai ao encontro de um estudo de coorte de 2 anos, que apontou que quadros de déficits cognitivos tiveram apresentação mais duradoura. CONCLUSÕES: Percebe-se que o SARS-CoV-2 possui vasto e variado potencial de injúria ao sistema neurológico. Os achados de transtornos de ansiedade, sono, neuropatias periféricas e distúrbios cognitivos em períodos de médio e longo prazo apontam para a necessidade de políticas públicas de suporte e reabilitação.

TL24: Síndrome de Ekbom de provável etiologia orgânica em paciente jovem

Área temática: Outros Temas em Saúde Mental

Autores: João Pedro Costa Santos, Isabela Cavalcante de Souza Bernardes, João Pedro Prado Artiaga Moreno, Wordney Carvalho Camarço

Relato de caso: L.H., 22 anos. Há quatro semanas, após afastamento do último emprego, começou a apresentar alucinações cenestésicas com a sensação de bichos andarem internamente pela sua pelve e saírem junto às fezes, deixando-o fraco. Reduziu propositalmente sua alimentação e hidratação para deixar de evacuar. Sente-se sujo e pecador, diz que a sua doença é espiritual e que está sendo punido por Deus devido a pensamentos impuros. Nega alucinações auditivas. Nega prurido ou irritação, porém apresenta descamação em mãos e rarefação de pelos que associa à ação dos vermes. Refere uso prévio de múltiplas drogas, porém mantém-se abstêmio há um ano. Após avaliação médica foi iniciada risperidona 3mg/dia e o paciente evoluiu com sinais de impregnação e distonia, sendo suspensa tal medicação e introduzido olanzapina para controle dos sintomas positivos e mirtazapina para efeito antidepressivo e melhora do apetite. Foram solicitados exames laboratoriais e de imagem que evidenciaram alterações na função renal (creatinina de 8 e uréia de 94) e proteína C-reativa elevada. Além disso, o paciente começou a apresentar picos pressóricos durante internação, fato que aliado aos exames sugere etiologia orgânica. Conclusão: A Síndrome de Ekbom é um diagnóstico psiquiátrico em que o paciente apresenta delírios de infestação por parasitas, além de comumente alucinações táteis, prurido e automutilação na tentativa de remover os parasitas. Mais comum em mulheres, geralmente após os cinquenta anos de idade. Tem fisiopatologia desconhecida, porém teorias recentes citam alterações dopaminérgicas e distúrbios nutricionais como possíveis causas. O diagnóstico é clínico e devem ser descartadas condições orgânicas como hipotireoidismo, lesões cerebrais, infecções e intoxicação. O tratamento é baseado no uso de antipsicótico e psicoterapia. O caso chama atenção por acontecer em paciente masculino jovem, tem indícios de causa orgânica e segue em investigação clínica para melhor terapêutica.

TL25: Síndrome de Ekbom: um relato de caso

Área temática: Clínica

Autores: Nilson Coltri Júnior, Flávio Veloso Ribeiro, Débora Ignácio Gagossian

Relato de caso: Feminino, 87 anos, casada, católica, procedente: Soure - Ilha de Marajó – PA. Deu entrada em unidade de saúde devido prurido em todo o corpo acompanhada de dificuldade para dormir há mais de um ano. Filha relatava uso exagerado de shampoos e sabonetes, por diversas vezes procurando atendimento médico referindo muita coceira no corpo. Histórico de uso de quetiapina com relato de hipersonia. Refere morte do marido em 2022. Ao exame, paciente vígil e em apresentação de delírio somático. Na avaliação psiquiátrica, paciente teve, como hipótese diagnóstica, a síndrome de Ekbom, recebendo alta com prescrição de antidepressivo da classe dos inibidores seletivos de recaptação de serotonina (citalopram 20 mg) e de antipsicótico atípico (risperidona 1 mg), juntamente com pedido de ressonância magnética de crânio. Após um mês, paciente retorna para reavaliação, apresentando maior crítica dos sintomas psicóticos e dando seguimento ao plano terapêutico iniciado. Assim, o médico optou por manter a conduta e propor retorno em três meses. Em seguida, decorridos 21 dias, paciente procura o médico novamente com remissão dos sintomas e com resultado de ressonância magnética de crânio, a qual não apresenta alterações. Conclusão: a síndrome de Ekbom, também chamada de parasitose delirante e infestação delirante, trata-se de um distúrbio psicótico relativamente pouco frequente, caracterizado por uma crença delirante fixa recorrente de ser infestado por pequenos organismos, na ausência de qualquer evidência médica que possa apoiar essa afirmação. O distúrbio ocorre com maior frequência em mulheres de meia-idade, na maioria das vezes socialmente isoladas. É necessário considerar todas as possíveis etiologias desse distúrbio e, posteriormente, selecionar uma terapia apropriada para a forma específica de parasitose delirante que está acometendo o paciente.

TL26: TDAH em adultos. Uma revisão bibliográfica
Área temática: Clínica

Autores: Denise Ramos Costa, Anna Clara De Sousa Marques, Ana Letícia Muniz Saraiva, Ludmila de Sousa França, Luís Augusto Pereira Da Silva

INTRODUÇÃO:O Transtorno do Déficit de Atenção e Hiperatividade (TDAH) é uma síndrome heterogênea determinada por múltiplos fatores causais diretos e indiretos. Na vida adulta tanto a avaliação diagnóstica, como a adoção de medidas terapêuticas para esse público encontra-se prejudicado. Os efeitos do transtorno podem ser desconsiderados ou passarem despercebidos por educadores, estimulando a crença de que o aluno é "preguiçoso" e "desmotivado" como justificativa para o seu mau desempenho. Nesse viés, esse trabalho objetiva analisar os impactos do TDAH na vida adulta. MÉTODO: Trata-se de um estudo de revisão bibliográfica com levantamento nos bancos de dados SciELO, PubMed e Google Schoolar, nos anos de 2019 a 2022. Além disso, incluiu-se 10 artigos científicos e capítulos de livros, usando as palavras-chaves Transtorno do Déficit de Atenção, Distúrbios Psiquiátricos e TDAH. RESULTADOS: Observou-se que o TDAH na população adulta ainda é pouco difundido na literatura em comparação à população infanto juvenil, apesar do TDAH afetar diretamente diversos aspectos na vida adulta: sociais, profissionais, acadêmicos e pessoais dos pacientes, possuindo uma variação na forma de apresentação dos sintomas em crianças e em adultos. Assim, é possível inferir que o TDAH em adultos está intimamente relacionado à qualidade de vida dessas pessoas. No entanto, o transtorno em adultos ocorre em pacientes que não foram diagnosticados na infância e não recebem a mesma atenção, afetando diretamente a vida social e pessoal do indivíduo na fase adulta. CONCLUSÃO: Nota-se que o diagnóstico de TDAH em adultos é negligenciado e necessita estudos que enfatizem e proporcionem uma visão efetiva para redução da evasão e dos problemas psicológicos e sociais.

TL27: Telepsiquiatria no contexto rural. Uma realidade promissora

Área temática: Outros Temas em Saúde Mental

Autores: José Lucas Oliveira Teles, Lorena Mota, Ana Júlia Martins Amorim, Daniella Melo Araujo, Luiz Carlos Vilarino, Yasmim Oliveira, Railson Freitas

OBJETIVOS OBJETIVO GERAL Fazer uma discussão analítica sobre a viabilidade da telepsiquiatria no SUS. OBJETIVO ESPECÍFICO Fazer uma deliberação sobre os marcos que impedem a associação da telepsiquitria e o SUS, principalmente, fora do perímetro urbano. MÉTODO Foram selecionados 4 descritores para a busca de artigos, sendo eles: [telemedicina] AND [PSIQUIATRIA] AND [consultas à distância] AND [transtornos mentais], nas bases de dados: BVS- MINISTÉRIO DA SAÚDE, (135 resultados), LILACS (6 resultados) e Medline (129 resultados). Filtros aplicados: (1) Artigos gratuitos; (2) Período de Março de 2020 a março de 2021; (3) Títulos relacionados ao tema RESULTADOS Obtiveram-se 129 resultados de artigos, dos quais 37 adaptaram-se aos filtros aplicados. Observa-se que o potencial da telepsiquitria é perceptível. Em um trabalho publicado por Romo, IDamaris Urquizo et al., no contexto da pandemia observou-se uma adesão maior das pessoas que estavam fora do perímetro urbano e, em contrapartida, ocorreu uma dificuldade maior de estreitar a relação médico-paciente. Em suma, os pacientes acharam o resultado satisfatório das consultas. CONCLUSÃO Conclui-se, portanto, que a telepsiquiatria é uma prática médica validada, eficaz e baseada em evidências que aumenta o acesso aos cuidados de saúde, tendo potencial para solucionar os grandes desafios contemporâneos da saúde. As práticas geralmente desenvolvem-se utilizando a videoconferência, que é amplamente definida para fornecer e apoiar serviços de saúde mental psiquiátrica à distância. Além disso, a tecnologia ajuda a evitar aglomerações, dando mais tranquilidade e segurança para o paciente. Tal inovação da medicina conta como principal benefício a diminuição da segregação no tratamento médico, pois ela se adere mais no campo, onde se tem maior deficiência de gestão pública. A telemedicina não substitui a consulta presencial, ela foi uma alternativa para o momento de pandemia, pois evita o contato entre as pessoas e aglomerações.

TL28: Transtornos Mentais Relacionados à Ocupação Profissional no Tocantins entre 2013 e 2022

Área temática: Epidemiologia

Autores: Max Soares Maione, Leovegildo Caldas Carneiro, Mirthis Candido Bezerra de Sa, Vanessa Larisse Soares Nunes, Wanessa Abreu de Resende, Victória Beatriz Oliveira Martins, Jaqueline Das Dores Dias Oliveira

Objetivo Analisar as notificações de investigações de transtornos mentais relacionados à ocupação profissional no período compreendido entre 2013 e 2022 no estado do Tocantins, Brasil. Metodologia Trata-se de um estudo transversal que analisa por meio de dados apresentados no DATASUS, pelo Sistema de Informação de Agravos de Notificação (SINAN), do Ministério da Saúde. Resultados Houve 178 registros, com uma média de 14 (Desvio Padrão: ±9,02) casos anuais. Desse total, 67 (37,64%) do sexo masculino e 111 (62,36%) do sexo feminino. As faixas etárias mais afetadas são de 20 a 34 anos de idade, seguido pela faixa 35 a 49 anos. Discussão A Síndrome de Burnout é uma das formas mais nocivas de agressão à saúde e ao bem-estar dos trabalhadores, onde os colaboradores são submetidos a altos níveis de estresse e ansiedade, além de recompensas inadequadas, falta de reconhecimento, falta de equidade e relações negativas entre colegas de trabalho. (CARLOTTO; CÂMARA, 2008). Os assédios morais e sexuais no trabalho podem se manifestar por comentários constrangedores e toques físicos indesejados, acompanhados por retaliações, intimidações, obstáculos à promoção, demissão e outras formas de injustiça em caso de negação (FREITAS, 2001). Conclusão Fatores como falta de recursos, longas jornadas de trabalho, baixos salários, assédio moral e falta de reconhecimento podem contribuir para o seu desenvolvimento. Para prevenir e lidar com o problema, é importante implementar políticas de trabalho saudáveis, como horários de trabalho mais flexíveis, apoio psicológico no local de trabalho e uma cultura de trabalho que valoriza o bem-estar dos funcionários. Referências CARLOTTO, Mary Sandra; CÂMARA, Sheila Gonçalves. Análise da produção científica sobre a Síndrome de Burnout no Brasil. Psico, v. 39, n. 2, 2008. FREITAS, Maria Ester de. Assédio moral e assédio sexual: faces do poder perverso nas organizações. Revista de administração de Empresas, v. 41, p. 8-19, 2001.

TL29: Treinamento Resistido- Induz BDNF em pacientes em tratamento hemodialítico associado com sintomas de depressão, qualidade de vida e força muscular?

Área temática: Outros Temas em Saúde Mental

Autores: Lysneine Deus, Luiz Sinesio Silva Neto, Esp. Hugo de Luca Corrêa, Rodrigo Vanerson Passos Neves, Thaís Branquinho de Araújo, Thiago dos Santos Rosa

Objetivo: Investigar o efeito do treinamento resistido nos níveis de BDNF, qualidade de vida, sintomas depressivos e força muscular em pacientes com doença renal crônica em tratamento hemodialítico. Método: O estudo é do tipo clinical trial randomizado. O CEP-UCB-DF aprovou todos os protocolos experimentais sob o número: 23007319.0.0000.0029. A população do estudo foi pacientes em hemodiálise de manutenção. Participantes elegíveis realizavam tratamento hemodialítico há pelo menos três meses e três vezes por semana. Após critérios de inclusão e exclusão e a realização do processo de randomização foram incluídos n=157 pacientes, sendo n=76 CTL e n=81 no grupo treinamento resistido (RT). Para avaliação da força muscular foi utilizado o dinamômetro do tipo Jamar. Os níveis séricos de BDNF foram medidos em triplicata usando um kit de ensaio imunoenzimático (ELISA) (Promega, Madison, WI, EUA). A qualidade de vida foi avaliada usando o questionário "Medical Outcomes Study 36 (SF-36)". Os escores de depressão foram avaliados por meio do Inventário de Depressão de Beck (BDI). O protocolo do RT foi do tipo progressivo, de corpo inteiro, realizado por seis meses, 3x por semana, em dias não consecutivos, sob a supervisão de um profissional. Resultados: O TR melhorou a força de preensão manual (21,17 ± 4,38 vs. 27,17 ± 4,34; p = 0,001) no RT. Valores de BDNF pós treino foi aumentado para RT (11,66 ± 5,20 vs. 19,60 ± 7,23; p = 0,001), e diminuiu para CTL (14,40 ± 4,99 vs. 10,84 ± 5,94; p = 0,001). Qualidade de vida e saúde mental aumentaram (p = 0,001) para RT, mas não mudaram para CTL (p = 0,001). Os níveis de BDNF foram associadas as dimensões emocionais do SF-36, sintomas depressivos, e força de preensão manual (p = 0,001). Conclusões: O RT foi eficaz como ferramenta não farmacológica para aumentar os níveis de BDNF, a qualidade de vida, força muscular e diminuir a intensidade dos sintomas depressivos em pacientes em hemodiálise.

TL30: Uso abusivo de substâncias psicoativas associado a transtornos ansiosos
Área temática: Outros Temas em Saúde Mental

Autores: Amanda Veloso, Denise Ramos Costa, Vitor Fiori Paulo Kopke Silva, Railson Freitas, Anna Luiza Zuconelli Vinhadelli

Introdução: O uso abusivo de substâncias psicoativas (SP) - como álcool, tabaco, drogas ilícitas e medicamentos prescritos - é um problema de saúde pública global. O uso e o abuso dessas substâncias podem levar ao desenvolvimento ou ao agravamento de diversos transtornos mentais, como a ansiedade com sintomas de preocupação excessiva, medo, tensão e pânico. Pode ser um efeito agudo de abstinência ou intoxicação pelo uso de substâncias. O tratamento indicado é denominado duplo diagnóstico, inclui uma combinação de terapia cognitivo-comportamental, fármacos e intervenções de apoio, como grupos de autoajuda. É importante abordar o uso abusivo de substâncias psicoativas em conjunto com transtornos ansiosos. O tratamento precoce e eficaz é fundamental para ajudar as pessoas a superar esses problemas e melhorar sua qualidade de vida. Objetivo: Compreender o uso e abuso de substâncias psicoativas associado a transtornos ansiosos. Metodologia: Trata-se de uma revisão sistemática da literatura no período de 2018 a 2023. Realizou-se um levantamento nos bancos de dados LILACS e SciELO, utilizando-se como palavras–chave: substâncias psicoativas e transtornos ansiosos. Resultados: Estudos têm demonstrado que existe uma relação significativa entre o abuso de substâncias psicoativas e os transtornos de ansiedade. Pacientes que apresentam transtornos de ansiedade têm maior probabilidade de desenvolver dependência de substâncias. Conclusão: o uso abusivo de substâncias psicoativas pode ter sérias consequências para a saúde mental e física dos indivíduos, além de estar associado ao desenvolvimento de transtornos ansiosos. É fundamental que sejam tomadas medidas para prevenir e tratar o uso abusivo de substâncias, bem como o desenvolvimento de transtornos ansiosos. Isso inclui o acesso a recursos de saúde mental e apoio social, bem como políticas públicas que visem à prevenção.

TL31: Violência autoprovocada em mulheres adolescentes em Palmas, Tocantins, 2009-2021

Área temática: Saúde Mental da Mulher

Autores: José Lucas Oliveira Teles, Luiz Carlos Vilarino, Ana Júlia Martins Amorim, Luciana Noleto Silva Moreschi, Daniella Melo Araujo, Jordana Clara Fockink, Railson Freitas

OBJETIVO Geral Identificar a prevalência e fazer uma discussão analítica, no tangente à violência autoprovocada na população de mulheres adolescentes, de 10 a 19 anos, em Palmas, capital do Tocantins, no período de 2009 a 2021. Objetivo Específicos Estudar os dados secundários sobre a autolesão em mulheres de 10 a 19 anos em Palmas (TO) e o seu perfil sociocultural, observando os fatores influenciadores e sua cronologia METODOLOGIA Foi realizado uma revisão sistemática com uso de dados epidemiológicos do SINAN de violência autoprovocada em adolescentes mulheres no período de 2009 a 2021, totalizando 757 adolescentes, observando variáveis sexo, idade, raça,escoladridade e repetição RESULTADOS Foram notificados dentro do DATASUS 757 casos de violência autoprovocada em adolescentes mulheres, de 2009 a 2021, em Palmas-TO. Dentre os resultados observados, verificou-se: majoritariamente casos entre adolescentes pardas e com ensino médio completo ou incompleto, que tem predileção por envenenamento CONCLUSÃO Em síntese, ocorre uma convergência do perfil sociocultural e do meio utilizado na autolesão que, em suma, ocorre por meio de envenenamento de utensílios do cotidiano substâncias como medicamentos, agrotóxicos ou praguicidas, dentre outras. Aliado a isso, ocorre também, a não tentativa de efetivação de suicídio, mas sim a tentativa de ''Cry To Help'', na qual é uma última forma da pessoa tentar suplicar por ajuda e, por isso, uma diferencia tão grande entre envenenamento e os demais métodos. Do mesmo modo, existem os grupos vulneráveis, os quais, em suma, vão abranger grande parte dos casos de tentativa de autolesão, pois, a falta de políticas públicas vai desencadear dentro desta um ambiente improbo e insipiente, o qual deixa essa parte da população vilipendiada e sem perspectivas, ocasionando consigo óbices psíquicos.

Apoiadores

- Governo do Estado do Tocantins
- Secretaria de Saúde do Estado do Tocantins
- Secretaria de Saúde do Município de Palmas
- Conselho Regional de Medicina do Estado do Tocantins
- Sindicato dos Médicos do Tocantins
- Programa Mente Livre
- Liga Acadêmica de Psiquiatria do Tocantins – UFT
- Liga Acadêmica de Saúde Mental Coletiva

Patrocinadores

- FADEF-ABP
- Aché
- EMS
- SNC GENOM
- Libbs
- Torrent Pharma
- Fórmula Mais
- ITPAC – Palmas – TO – AFYA
- Instituto Silveira Leite
- Integral Clinic
- Clin Saúde

9 786580 418015